Te $\frac{89}{42}$

ÉTUDES

SUR L'EMPLOI

DU

NITRATE D'ARGENT

DANS

LA DYSENTERIE AIGUË

Par M. le Dr DUCLOS

(DE TOURS)

Médecin de l'Hôpital St-Gatien,
Secrétaire général de l'Association des Médecins d'Indre-et-Loire,
Interne et lauréat des hôpitaux de Paris,
Lauréat (*Prix Monthyon*, *médaille d'or*),
Lauréat (*Grand Prix*, *médaille d'or*) de la Faculté de Paris,
Médecin de l'Administration du chemin de fer d'Orléans,
Membre de plusieurs Sociétés savantes et de l'Ordre royal de CHARLES III, etc., etc., etc.

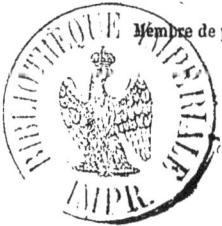

TOURS

IMPRIMERIE LADEVÈZE

1861.

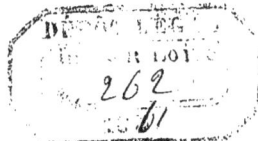

ÉTUDES

SUR

L'EMPLOI DU NITRATE D'ARGENT

DANS

LA DYSENTERIE AIGUË.

Il y a déjà plus de douze années, j'ai publié, dans le Bulletin de thérapeutique (mars et avril 1849), un long mémoire, reproduit par quelques autres feuilles médicales, sur l'emploi du nitrate d'argent dans les phlegmasies intestinales de la première enfance. Afin de donner plus d'ensemble à mon travail, j'avais compris sous cette dénomination la dysenterie elle-même, bien qu'elle constitue une espèce pathologique à part, une maladie spéciale, une entité morbide aussi distincte de la simple entérite que le zona l'est de l'érysipèle ou que la diphthérite l'est de la simple angine catarrhale. Une observation de remarquable guérison de dysenterie chez un adulte avait même trouvé sa place dans ce mémoire.

Depuis ce moment, je m'étais constamment promis de ne pas négliger l'occasion d'appliquer aux dysenteries la médication par le nitrate d'argent; et, comme presque tous les ans le mois de septembre ramène à Tours cette cruelle maladie, je savais bien que l'occasion ne me manquerait pas de faire une expérimentation à la fois très-sérieuse et très-complète.

C'est précisément le résultat de ces expériences, de ces recherches faites avec soin, que je veux exposer aujourd'hui. Je me propose de faire connaître cette médication si généralement ignorée, d'en dire les effets, d'en déterminer les conditions.

Je me sers du mot médication, et je le fais à dessein. Le médicament n'a d'autre valeur, en effet, que celle du médecin qui le prescrit. Tout le monde use de la quinine, de la belladone, de la digitale, du mercure. Tous ces remèdes guérissent dans les mains de l'un; ils échouent dans les mains de l'autre. Ce n'est pas le médicament qui est insuffisant, c'est le médecin. Le médicament vaut ce que vaut la main qui l'administre, comme en chirurgie, comme dans les arts, l'instrument, si parfait qu'il soit, vaut ce que vaut la main qui le conduit ou qui en use.

Bien des motifs me conduisaient à recourir au nitrate d'argent dans la dysenterie, et dès le début de la maladie. Leur exposition ne sera certainement pas la page la moins intéressante de ce petit travail.

Tous les praticiens savent combien est, en général, puissante la médication topique, celle dans laquelle, au lieu de demander soit à des actions éloignées, soit à des influences indirectes qui nécessitent l'intervention de la circulation générale, des effets thérapeutiques : on peut appliquer directement le remède sur la partie ou sur l'organe malade. La vraie cause des succès de la chirurgie n'est point ailleurs.

Cette idée m'avait toujours vivement frappé. Et d'ailleurs j'avais toujours présents à l'esprit les grands enseignements de mes deux premiers et illustres maîtres, Bretonneau et le professeur Trousseau.

Or, plus j'observais la dysenterie, et plus je voyais la possibilité d'attaquer le mal, et de l'attaquer, dès son début, par une médication topique, sauf à déterminer le choix de cette médication.

Tout, en effet, concourait à me démontrer que la dysenterie débute toujours par la partie la plus inférieure du gros intestin. Les symptômes observés dès le commencement de la maladie, la marche de l'affection, les recherches d'anatomie pathologique sont, à cet égard, d'une parfaite unanimité.

Or, je me disais : « S'il est vrai que la dysenterie a pour point de départ le rectum, si elle ne gagne que plus tard les parties plus élevées de l'intestin, il doit être possible, en l'attaquant dès le début par une médication convenable, de l'enrayer quelquefois, de l'arrêter sur place, de prévenir ainsi son extension, et, tout au moins, dans les cas malheureux, de la modifier profondément.•

D'ailleurs, je savais bien que la médication devait être encore puissante, même daus les cas où le médicament n'atteindrait pas toute l'étendue de la lésion; et je le savais, parce que la guérison est, comme la maladie, contagieuse de proche en proche. L'observation ne démontre-t-elle pas, en effet, qu'en traitant l'angle de l'œil dans certaines ophthalmies, on guérit en même temps toute la membrane muqueuse oculaire, qu'on obtient le même résultat en portant dans certains cas le médicament sur la membrane pituitaire malade, qu'enfin il en est de même pour certaines angines et à un très-haut degré pour les affections de la peau.

La médication topique était donc possible ici; et elle devait avoir d'autant plus d'influence qu'on y aurait recours à une époque plus rapprochée du début de la maladie.

Ce principe une fois bien établi, il restait à déterminer le choix de l'agent médicamenteux.

Or, bien des considérations avaient ici une grande valeur.

Porter sur la partie malade un liquide simplement calmant, mucilagineux, le pavot, la guimauve, le laudanum, en présence d'une affection aussi grave et souvent aussi rapidement grave que la dysenterie me paraissait d'une parfaite et déplorable nullité. Ce n'est pas ainsi qu'on enraye ou qu'on modifie une phlegmasie aussi envahissante, pas plus qu'on n'arrête avec le collyre à l'eau de roses une ophthalmie purulente, ou avec le gargarisme à l'eau de guimauve une diphthérie pharyngienne. Ce sont là des moyens à l'usage des maladies qui guérissent seules.

Quelque chose de plus était nécessaire ici; et en l'absence d'un agent médicamenteux spécifique, à l'instar du quinquina ou du mercure , la médication substitutive devenait la seule praticable.

Le problème à résoudre devenait donc celui-ci : Etant donnée, une phlegmasie de mauvaise nature, spéciale, la dysenterie, l'attaquer par l'agent substitutif le plus convenable.

Or, en passant en revue un grand nombre de faits thérapeutiques qui se sont multipliés au point de ne pouvoir aujourd'hui être ignorés de personne, voici ce que j'observais :

L'ophthalmie purulente est habituellement enrayée lorsque dès son début on lui oppose le collyre au nitrate d'argent, et mieux encore lorsqu'on passe sur toute la surface de la conjonctive palpébrale et oculaire un crayon de nitrate d'argent. On ne voit jamais aucun accident qui soit réellement du fait de la médication.

Qu'une éruption aphtheuse se produise dans la bouche, que le muguet survienne chez de très-jeunes enfants , et on n'hésite pas à recourir à cette même médication, incontestablement la plus facile et la plus certaine dans ses résultats.

L'angive herpétique ou même catarrhale la plus simple est souvent attaquée par la cautérisation au nitrate d'argent, soit que le médecin le fasse sciemment, en connaissance de cause , soit qu'il commette l'erreur de la confondre avec l'angine diphthérique. Si aiguë que soit la phlegmasie pharyngée, l'action du nitrate ne lui est jamais offensive.

Fréquemment, à la suite de la trachéotomie, on porte, dans la trachée et dans les bronches déjà envahies ou non par la pellicule diphthérique, un écouvillon imbibé d'une solution nitrique d'argent.

J'ai vu un grand nombre de fois l'éminent thérapeutiste Trousseau, dans les cas d'entérite simple chez les très-jeunes enfants , administrer le nitrate d'argent en potions et en lavements, et en obtenir les plus heureux résultats dès le début de la maladie. Je l'ai fait , et que de praticiens l'ont fait comme moi !

J'avais vu Bretonneau, et d'autres comme lui, porter une solution nitrique d'argent, faiblement titrée, dans la vessie , même dans la période aiguë de la phlegmasie du col, et cela à titre substitutif.

Les expériences de Ricord sur la médication abortive de la blennorrhagie par les injections de nitrate d'argent avaient aussi une grande signification. J'avais vu cet homme éminent, si prudent dans ses hardiesses, porter sur la membrane muqueuse urétrale, dès le début de la phlegmasie la plus aiguë, des injections contenant une forte proportion du sel d'argent. Dans les cas même où le résultat n'était pas obtenu complet, le mal était modifié ; et si l'injection avait été convenablement faite, elle était au moins d'une parfaite innocuité.

Enfin, les lavements au nitrate d'argent, portés déjà depuis longtemps dans le rectum dans les cas de dyssenterie chronique, m'avaient appris la possibilité de pouvoir laver la muqueuse du gros intestin avec une solution azotique d'argent.

Tous ces faits rapidement résumés ici, et qui ne font qu'en confirmer beaucoup d'autres, avaient vraiment une grande signification, et je me disais :

« Si l'on ne craint pas de porter, dès le début des phlegmasies, le nitrate d'argent dans des parties aussi impatientes que l'œil, que les bronches, que la gorge, que la vessie, que l'urètre, comment hésite-t-on à le porter dans l'organe le plus patient de tous, celui qui accepte le mieux, dans le rectum ? C'est vraiment une inconséquence prodigieuse. »

De plus : dans l'œil, le voisinage de la cornée transparente ; à la gorge, celui des replis aryténo-épiglottiques ; dans l'urètre, le rétrécissement inévitable à l'occasion du moindre gonflement de la membrane muqueuse, pouvaient faire craindre l'emploi du nitrate. Mais quoi de pareil dans le rectum ? Un gonflement de la membrane muqueuse, en supposant qu'il se produisît, aurait pu passer inaperçu et du médecin et du malade.

Je m'arrêtai donc au nitrate d'argent, et je me promis de l'employer dès le début de la dysenterie aiguë, en quelque sorte comme moyen abortif, ou, pour dire plus vrai, comme moyen puissamment modificateur. Et cependant tellement est grande ma curiosité en thérapeutique, je ne m'arrêtai pas au nitrate d'argent, sans avoir tout d'abord tâté deux autres moyens d'un modé d'action analogue, à savoir : le sulfate de zinc et le sulfate de cuivre. Ces deux moyens n'offrent ni plus ni moins de danger que le nitrate : on a seulement, avec moins de puissance, moins de certitude d'action.

Exposons maintenant rapidement la médication dans tout son ensemble et ses détails.

La médication est ici essentiellement topique et substitutive. Dans ces deux mots se trouvent résumées toutes les conditions de son emploi.

Il faut que le remède soit porté sur le mal.

Il faut, de plus, un simple lavement, ou, pour mieux dire, un simple lavage, un véritable gargarisme intestinal.

Ces deux conditions établies, voici comment je procède :

Dès le début de la dysenterie, un léger laxatif, et de préférence soit dix centigrammes de calomel, soit quinze grammes de sel de sedlitz, moyen qui a pour but de déblayer l'intestin, et de ne pas laisser incessamment des matières fécales venir tapisser d'une manière offensive la surface malade.

Puis, simple lavement mucilagineux avec la décoction de guimauve ou de pavot, un lavage.

Quand le laxatif a été rendu, ainsi que le lavement mucilagineux, on fait administrer un lavement composé comme il suit :

Eau distillée,	150 grammes,
Nitrate d'argent cristallisé,	25 centigrammes,
avec, au besoin, laudanum de Sydenham,	10 gouttes,

dans un flacon de verre coloré, afin d'éviter l'action décomposante de la lumière sur le nitrate : le laudanum n'est ajouté que s'il y a absolue impossibilité de garder le lavement quelques instants.

On se sert, pour donner le lavement, soit de la seringue ordinaire en étain, l'instrument classique et vulgaire, soit du clysopompe, soit de l'irrigateur, et on se garde bien de se préoccuper des décompositions dont les praticiens, plus chimistes que cliniciens, s'inquiètent inopportunément.

Le lavement est pris, gardé de quatre à dix minutes, puis rendu, et comme on l'a donné, aussitôt après une évacuation, soit spontanée, soit produite par un lavement mucilagineux, on est bien certain que le sel d'argent a été en contact direct pendant tout le temps avec la surface malade.

On donne ainsi un lavement le matin et un le soir ; j'en ai même donné trois en vingt-quatre heures.

On continue ainsi, pendant plusieurs jours, en remplissant une double indication. — La première, d'éviter une grande constipation, qui est le fait habituel de la dysenterie véritable; la seconde, de donner le lavement immédiatement après qu'une évacuation dysentérique a nettoyé la dernière portion de l'intestin.

Cette constipation est un fait bien réel. Le dysentérique rend bien, en effet, des matières glaireuses, sanguinolentes, des débris de la membrane muqueuse du gros intestin : mais, en général, les véritables matières fécales ne sont pas rendues. Elles stationnent, non sans grand inconvénient, soit dans le petit intestin, soit dans le commencement du gros intestin.

Ces deux indications principales à remplir dominent toute la thérapeutique de la dysenterie, dans la médication qui fait l'objet de ce [travail. Le reste leur est, en général, subordonné, et varie suivant la marche que prend la maladie.

Or, voici ce que l'on observe communément : En général, les selles sont rapidement modifiées en tant que fréquence et que composition. Le plus souvent, dès le quatrième ou le cinquième lavement, elles deviennent moins rapprochées, moins fréquentes. Le plus souvent aussi elles deviennent moins sanguinolentes et moins glaireuses.

Enfin, la douleur que la pression détermine dans la partie la plus inférieure du flanc gauche, est également moins vive.

On comprend que je parle ici des cas heureux. La médication ne guérit pas toujours, et dans les cas où elle échoue, tous les mauvais symptômes continuent de se produire et de faire craindre, avec l'échec de la médication, une terminaison funeste.

On comprend aussi combien variera cette formule que j'ai donnée, non-seulement suivant l'âge, la disposition individuelle, le moment de la maladie, mais surtout suivant la manière dont les premiers lavements au nitrate auront influencé l'intestin. A cet égard, aucune règle générale ne peut être établie. C'est là que le médecin fait preuve ou non de tact, de véritable art.

A mesure que la maladie marche, la dose des lavements, leur quantité, leur fréquence, sont modifiées suivant le résultat obtenu, et, de plus, chaque épiphénomène qui peut se produire, même en dehors de toute prévision, réclame son moyen particulier. Ce qu'on peut dire d'une manière très-générale, c'est que les lavements au nitrate doivent être continués tant que les selles contiennent encore de l'exsudation sanguine, et tant qu'il y a beaucoup de tenesme.

En général, le lavement au nitrate est bien accepté par le gros intestin. Il ne produit pas de douleurs, pas de contractions. Je ne l'ai jamais vu déterminer d'accident présentant la moindre apparence de gravité.

Il était impossible, cependant, de ne pas se demander si on ne rencontrerait pas quelque contre-indication à l'emploi de la médication. Or, les contre-indications, si elles existaient, devaient être relatives, soit à la forme particulière de la maladie, soit à l'âge du malade, soit à l'état général, soit enfin à quelque condition locale particulière. Mon attention a été donc fixée sur tous ces points. J'y ai regardé de près, et voici ce que j'ai vu :

La forme particulière de la dysenterie n'a jamais été un obstacle à l'administration du nitrate d'argent. On obtenait le même avantage dans la forme hémorrhagique, dans la forme franchement inflammatoire, enfin dans la forme rapidement

ulcéreuse. Les praticiens qui observent souvent des épidémies dysentériques, et on sait que certaines localités ont ce
triste privilége, savent combien fréquemment les épidémies
affectent plus particulièrement l'une de ces formes. L'expérience est donc facile à faire, et vraiment il ne m'a jamais
semblé qu'elle donnât des résultats différents suivant la forme
de la maladie.

Quant à l'âge, voici ce que je puis dire : J'ai administré
le nitrate d'argent chez des dysentériques de tout âge, et je
l'ai fait avec le même avantage. Mes premières expériences
ont même trait à des dysenteries chez de très-jeunes enfants,
ainsi que j'en ai rapporté un remarquable exemple. Plu s
tard des adultes, plus tard encore des vieillards ont été
soumis à la même médication. Il est pourtant ¦vrai de dire
qu'en général, le traitement donne chez le vieillard des ré-
sultats¦ moins satisfaisants. Cette circonstance ne tient pas à
l'agent médicamenteux employé. Elle est due à ce fait
d'observation générale que, toutes choses égales d'ailleurs,
la dysenterie a plus de gravité chez le vieillard que chez
l'adulte. Dans la première enfance, les résultats favorables
s'obtiennent quelquefois avec une remarquable rapidité. Il
m'est plusieurs fois arrivé de voir une dysenterie s'arrêter
complétement, après quelques jours de l'administration de
lavements au nitrate d'argent, employés dès le début de la
maladie.

Ces deux points bien établis, j'ai dû me préoccuper de la
question de savoir si l'état général du malade ne devait pas
être quelquefois une contre-indication à l'emploi du nitrate
d'argent.

Voici ce que l'expérience m'a appris :

On peut administrer les lavements au nitrate d'argent dès le
début de la maladie, aussi bien quand il existe une réaction
fébrile, générale, manifeste, que dans les cas où l'adynamie,
la prostration, surviennent de prime abord. Le nitrate d'argent est un médicament topique, essentiellement et exclusive-

ment topique. Il est destiné à produire un effet local, à modifier la lésion, et non la maladie, deux conditions dont tout praticien, je l'espère, comprend et saisit la différence. Son application est donc toujours indiquée tant que la lesion existe, et indépendamment de toute considération de l'état général qui peut exiger sa médication particulière. C'est exactement ce qui se passe dans les authrax, dans les affections charbonneuses, où l'état général peut bien exiger tel ou tel médicament particulier, mais où l'état local, la lésion anatomique réclame toujours également un traitement local. Et il est d'ailleurs vrai d'ajouter que le plus souvent cet état général donne la mesure à peu près exacte de l'état local, et que rarement on modifie utilement la lésion locale sans influencer en bien l'état général.

J'ajouterai, enfin, qu'il ne m'est pas arrivé de rencontrer dans une altération soit de l'anus, soit du rectum une contreindication sérieuse à l'emploi du nitrate d'argent en lavements. Quelquefois seulement une trop grande susceptibilité de l'anus, ou du rectum, obligeait à modifier la formule. Tout se réduisait alors, ou à une diminution dans la dose du sel d'argent, où à l'addition d'une quantité plus ou moins grande de landanum de Sydenham pour faciliter la tolérance.

Les réflexions qui précèdent suffisent, je crois, à démontrer combien peu de contre-indications se présentent à l'emploi du nitrate d'argent dès le début de la dysenterie aiguë, de manière à constituer une médication énergique substitutive, et dans quelques cas mêmes presque abortive. Elles prouvent aussi combien je tenais à ne négliger aucun des éléments de cette étude.

J'ai administré un grand nombre de fois le nitrate d'argent dans la dysenterie aiguë. Parmi les très-nombreux faits que j'ai observés, je raconterai seulement ceux dans lesquels la maladie m'a semblé présenter plus de gravité d'une part, et d'autre part où la médication a manifesté une puissance plus incontestable. Mais je le répète, chacune des observations qui vont suivre, ne sera que la fidèle et exacte répétition, au moins dans ses parties essentielles, de plusieurs autres faits absolument semblables.

I. — DYSENTERIE HÉMORRHAGIQUE GRAVE, CHEZ UN ADULTE.

Ch. D..., âgé d'environ trente ans, domicilié place de la Cathédrale; constitution chétive, maigreur notable, abus considérable de la masturbation, intelligence extrêmement peu développée. Entrailles habituellement délicates.

Au milieu d'une épidémie dysentérique, ce jeune homme est atteint par la maladie. Il est pris d'une fièvre intense, suivie aussitôt d'évacuations incessantes de matières glaireuses et sanguinolentes, avec un ténesme considérable, des douleurs qui lui font pousser des cris.

Dès le lendemain de l'invasion de la dysenterie, l'état général devient plus grave, les évacuations continuent d'être aussi fréquentes, quinze à vingt le jour, et autant la nuit, aussi ensanglantées, environ cinquante en vingt-quatre heures.

Le troisième jour, l'état général s'est encore très-notablement aggravé. Le pouls est très-fréquent, très-petit, la peau sensiblement refroidie, le ventre un peu retracté. Les évacuations aussi déplorables comme fréquence et comme composition. Le sang est rendu en quantité vraiment considérable.

Mon confrère, M. le docteur T..., m'est adjoint, et je lui propose l'administration de lavements au nitrate d'argent qu'il accepte. Nous convenons de faire administrer, matin et soir, un lavement composé comme il suit :

Eau distillée,	200 grammes,
Nitrate d'argent cristallisé,	25 centigrammes.

Avec la recommandation d'ajouter dix à quinze gouttes de laudanum de sydenham si le lavement est trop difficile ou impossible à garder.

Le premier lavement est pris et gardé environ dix minutes, sans la moindre difficulté ! Le second, celui du soir, est pris et gardé de même.

Le lendemain, je constate que l'état général est un peu moins mauvais, que de plus les selles ont un peu diminué de fréquence, mais qu'elles sont toujours extrêmement hémorrhagiques.

Je recommande d'alimenter avec de l'eau de pain additionnée d'un peu de vin très-vieux, tant la dépression générale est considérable, le pouls misérable, la peau moins chaude.

On renouvelle les lavements de nitrate d'argent, matin et soir.

Mon confrère revoit le malade, constate comme moi un peu de diminution dans la fréquence des selles, mais comme moi aussi persiste à considérer le cas comme devant probablement aboutir à mal.

La médication est continuée.

La dose de nitrate d'argent cristallisé est portée jusqu'à quarante centigrammes avec l'addition de dix gouttes de laudanum.

De temps en temps, quand la constipation est trop grande, on administre dix centigrammes de calomel.

Peu à peu les selles diminuent de fréquence. La quantité de sang decroît aussi notablement. Au fur et à mesure que l'état local se modifie, l'état général s'améliore, le pouls se relève, la peau se ranime et se réchauffe, le teint devient meilleur, les traits moins altérés. Le malade a conscience d'une meilleure situation.

Les lavements au nitrate d'argent sont continués pendant une douzaine de jours, en diminuant progressivement la dose, puis réduits à un seul par jour, puis à un lavement environ tous les deux jours, et enfin supprimés.

Le malade a obtenu une complète guérison. Il y a eu là, si je ne m'abuse, un très-beau et très-sérieux résultat, et j'ai souvenir qu'il avait vivement frappé le confrère qui avait vu le malade en consultation avec moi.

II. — DYSENTERIE A FORME ADYNAMIQUE EXTRÊMEMENT GRAVE, AVEC TENDANCE GÉNÉRALE A LA GANGRÈNE.

Mlle Ida S..., âgée de cinq ans environ, à la Tranchée, près Tours, est une enfant d'une belle constitution et d'une bonne santé habituelle.

Dans le cours de l'épidémie qui frappe vers le mois de septembre le quartier qu'elle habite, elle est prise d'une dysenterie extrêmement violente.

Les évacuations sont caractéristiques, muqueuses et très-sanguinolentes, avec un ténesme considérable et d'une extrême fréquence. C'est à peine si l'enfant passe dix minutes sans une évacuation.

J'administre dès le début deux centigrammes et demi de calomel un matin, et la même dose le même soir.

Très-rapidement, en quelques jours, l'état général devient déplorable, le pouls petit, d'une très-grande fréquence, la peau notablement refroidie, sans élasticité, le ventre très-rétracté, un amaigrissement déjà très-sensible, des évacuations d'une prodigieuse fréquence, avec beaucoup de ténesme et de douleurs. L'état est aussi grave que possible, et un de mes confrères, M. le docteur C..., qui voit la malade une fois en consultation avec moi, n'hésite pas à exprimer les plus vives et les plus sérieuses inquiétudes.

Nous convenons de prescrire des lavements au nitrate d'argent, et de temps en temps, quand il n'y a pas d'évacuations de matière, une très-petite dose de calomel, puis du thé de bœuf, et enfin tant la dépression générale est considérable, de temps en temps une petite cuillerée à café de vin d'Espagne.

Je formule le lavement :

Eau distillée,	125 grammes.
Nitrate d'argent cristallisé,	10 centigrammes.
Laudanum de Sydenham,	3 gouttes.

Ces lavements sont pris immédiatement après une évacuation dysentérique et gardés à peine quelques minutes. L'enfant est incapable de les conserver.

Pour esquisser rapidement tous les traits saillants de cette observation, dont les détails seraient interminables, je dirai que les lavements étaient pris au nombre de trois par jour. — Que la dose de nitrate a été augmentée graduellement, et qu'il a fallu arriver à vingt-cinq centigrammes par lavement; que de temps en temps, et une fois entre autres un peu d'huile de ricin, un très-léger laxatif maintenait la liberté du ventre ; enfin, que les lavements au nitrate d'argent ont dû être continués pendant très-longtemps, pendant plus de dix à douze jours à la dose, soit de trois, soit de deux, soit d'un seul par jour.

L'enfant est tombée dans un état d'adynamie dont rien ne peut donner l'idée. Elle était littéralement desséchée, hors d'état de pouvoir lever un membre ou même remuer la tête d'un mouvement un tant soit peu étendu.

Une circonstance sur laquelle j'appellerai toute l'attention des praticiens, tant elle me semble remarquable, est la suivante : Tous les points du corps qui portaient sur les draps, à savoir le sacrum, les trochanters, la partie externe des genoux, les malléoles externes, les coudes, étaient le siége de plaques sphacelées, gangréneuses, qui sont tombées pour faire place à des plaies blafardes. Toutes les parties du corps qui étaient soumises à la moindre pression, devenaient le siége de sphacèles assez étendus en quelques jours. Il est impossible d'imaginer une telle maigreur, et une telle imbibition septique généralisée. C'était affreux à voir.

L'enfant a pourtant guéri, complétement guéri. Un an après cette horrible maladie, elle avait repris beaucoup de force et de l'embonpoint, une véritable transformation.

Pour ma part, je n'hésite pas à dire que je n'ai jamais vu pareille dysenterie amener de tels désordres, et que peut-être jamais aussi je ne verrai un tel état suivi d'une aussi complète guérison.

La mère de cet enfant sera le sujet d'une observation qui suit.

III. — DYSENTERIE A FORME ADYNAMIQUE.

Mme S... donnait des soins depuis plusieurs jours à son enfant, lorsqu'elle fut elle-même atteinte de la maladie. La dysenterie débuta avec une grande violence, et comme la malade était déjà considérablement débilitée par la fatigue, la préoccupation, les veilles auprès de son enfant, des symptômes de profonde adynamie ne tardèrent pas à se manifester.

Dès le premier jour je formulai :

Une légère purgation avec 15 grammes de poudre de sedlitz.

Puis matin et soir, — immédiatement après une évacuation, un lavement composé comme il suit :

Eau distillée,	150 grammes.
Nitrate d'argent cristallisé,	20 centigrammes.
Laudanum de Sydenham,	8 gouttes.

Le premier effet sensible fut une notable diminution du ténesme. Les besoins étaient pourtant toujours extrêmement fréquents, les évacuations très-nombreuses, dépassant quarante en vingt-quatre heures, les matières très-ensanglantées et glaireuses.

Il fut nécessaire d'arriver une ou deux fois à donner trois lavements au nitrate par jour. La dose du nitrate ne dépassa pas 20 centigrammes par lavement, et le lavement était gardé fort peu de temps, quelques minutes seulement.

Pendant toute la durée de la maladie il y eut absolue nécessité d'alimenter un peu la malade, de la soutenir avec d'excellent thé de bœuf, dont on administrait toutes les deux heures un verre à vin de bordeaux.

L'amaigrissement était vraiment considérable, mais sans déterminer pourtant d'excoriations, la pâleur très-notable, la faiblesse très-grande.

Après douze à quinze jours cependant toute trace de matière sanguinolente avait disparu. Les évacuations consistaient dans des matières à peu près ordinaires ; peu consistantes, enveloppées d'une couche de matière glaireuse.

Les lavements réduits d'abord à un seul chaque jour étaient peu à peu éloignés à tous les deux jours, puis tous les trois jours, puis enfin totalement supprimés.

Une alimentation convenablement réparatrice abrégea certainement la convalescence.

IV. — DYSENTERIE A FORME INFLAMMATOIRE.

Mlle C..., âgée de trois ans et demi environ, à la Grande-Carrée, près Tours.

Cette enfant, d'un tempérament assez robuste, est prise de dysenterie pendant l'épidémie régnante. Les accidents débutent avec une forme plutôt inflammatoire. La peau est brûlante, la chaleur vive, la langue rouge, les évacuations multipliées, le ténesme affreusement pénible et les selles consistent en un mélange de détritus de la membrane muqueuse du gros intestin, et de petits filets sanguins.

J'administre aussitôt deux centigrammes et demi de calomel, une seule fois, puis je prescris un lavement composé comme il suit :

Eau distilée,	60 grammes.
Nitrate d'argent cristallisé,	5 centigrammes.
Laudanum de Sydenham,	2 gouttes.

C'est un des cas dans lesquels j'ai vu la dysenterie être très-rapidement enrayée.

Chaque jour l'enfant prenait son lavement de nitrate d'argent matin et soir, — et la dose était portée progressivement jusqu'à 8 centigrammes de nitrate par lavements.

Dès le cinquième jour, l'état général devenait sensiblement meilleur. La fièvre diminuait, et en même temps le ténesme, la fréquence et la douleur des évacuations, la coloration sanguinolente des évacuations glaireuses.

Le septième jour, l'enfant était hors de tout danger sérieux, et on peut dire que la convalescence commençait.

J'obtenais le même résultat peu de semaines après chez un enfant qui fait le sujet de l'observation suivante :

V. — DYSENTERIE TRÈS-AIGUE.

Enfant, âgé d'environ deux ans.

Cet enfant était au troisième jour d'une dysenterie qui s'annonçait d'une manière grave, quand je fus appelé à lui donner des soins.

Je constatai de la fièvre, de l'affaissement, des évacuations fréquentes, avec un ténesme extrêmement pénible, évacuations consistant en matières glaireuses teintes de sang, et dans lesquelles on retrouvait aussi quelques très-petits caillots de sang, de la grosseur de têtes d'épingle.

Je prescrivis aussitôt le lavement avec :

Nitrate d'argent cristallisé,	5 centigrammes.
Laudanum de Sydenham,	2 gouttes.
Eau distillée,	60 grammes.

à répéter matin et soir.

Puis de la panade passée, du riz cuit et passé, et un peu de sirop de quinquina avec chacune des tentatives alimentaires.

La guérison fut également rapide. La dose du nitrate fut portée à 8 centigrammes par lavement, et les lavements toujours administrés de la même manière.

Vers le septième jour les matières cessaient d'être sanguinolentes. Il restait seulement à l'enfant un peu de disposition diarrhéique qui obligea à continuer pendant plus longtemps les lavements au nitrate, et à administrer le sirop de Cachou, et une potion contenant une petite quantité d'extrait de ratanhia.

Je me borne aux cinq observations qui précèdent. J'en pourrais citer un bon nombre d'autres tirées soit de ma pratique particulière, soit de celle des médecins avec lesquels j'étais appelé en consultation. J'ai vu là quelques faits bien intéressants, bien complets, et notamment chez un malade de Chançay, et chez un autre de Cormery. J'avais été appelé à les voir avec mes honorables confrères MM. Faré, de Vouvray, et Lipski, de Cormery, qui ont pu comme moi constater les bons effets de la médication dont je parle ici.

Beaucoup d'autres praticiens ont été témoins de faits pareils. Beaucoup ont vu de très-remarquables cas de guérison.

Est-ce à dire que ce soit la règle absolue? Bien évidemment non, et pour deux raisons :

La première, qu'une médication pour être jugée d'une manière définitive, irrévocable, exige un temps infiniment plus long, une expérimentation immensément plus large.

La seconde, qu'il ne faut jamais conclure ni de la pratique d'un médecin , ni des résultats que donne une épidémie.

Il y a des épidémies dans lesquelles tout guérit, d'autres dans lesquelles tout échoue. Faites donc de la statistique , établissez sur elle des règles certaines. J'ai vu une épidémie de fièvre typhoïde meurtrière au moins à l'égal du choléra , j'en ai vu une autre dans laquelle on comptait à peine quelques cas malheureux. Voyez combien alors il devient difficile d'apprécier la valeur d'une médication. Pour certains médecins la scarlatine est une maladie à peu près insignifiante : ils n'ont jamais observé que des épidémies extrêmement bénignes. Pour certains autres, et je suis de ce nombre, la scarlatine est un véritable sujet d'effroi : ils ont été témoins d'une épidémie maligne. Faites-vous donc dans ces conditions une bonne idée , une idée raisonnable , sérieuse , de la valeur d'un traitement.

Et puis, le médecin lui-même entre en ligne de compte dans l'appréciation de cette question. Il est évident qu'un médecin habitué à manier un médicament , et surtout une médication , en tire ce qu'un autre n'en tire pas. Stoll disait de Sydenham : *Eò mihi peccâsse videtur , quod nimiùm laudano suo indulserit.* Ceux qui ont lu Sydenham trouveront comme moi le reproche un peu fondé, mais comment oublier que le laudanum appartenait à Sydenham , et qu'en l'étudiant dans ses effets avec le soin qu'il y avait mis, Sydenham disposait d'une ressource qui s'amoindrissait dans les mains des autres.

Je résume tout ce travail en concluant :

1º Le nitrate d'argent administré en lavement dès le début de la dysenterie aiguë, aux doses et de la manière convenables, constitue un moyen curatif qui m'a donné d'excellents résultats ;

2• Son action a été aussi efficace quel que fût l'âge du malade, et dans toutes les formes particulières de la dysenterie ;

3º Dans certains cas, administré tout à fait au début, et toujours en lavement , il a semblé exercer, au bout de quelques jours, une action presque abortive sur la maladie.

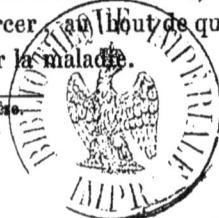

Tours, Imp. Ladevèze.

www.ingramcontent.com/pod-product-compliance
Lightning Source LLC
Chambersburg PA
CBHW050441210326
41520CB00019B/6028